LA

GASTRITE

CONSIDÉRÉE

DANS SES EFFETS, DANS SES CAUSES

ET

DANS SON TRAITEMENT.

IMPRIMERIE DE FÉLIX MALTESTE ET Cⁱᵉ,
Rue des Deux-Portes-Saint-Sauveur, 18, à Paris.

LA
GASTRITE

CONSIDÉRÉE

DANS SES EFFETS, DANS SES CAUSES

ET DANS SON TRAITEMENT,

OUVRAGE

MIS A LA PORTÉE DES PERSONNES ÉTRANGÈRES A L'ART DE GUÉRIR,

ET PARTICULIÈREMENT DÉDIÉ

AUX NOMBREUSES VICTIMES DES MALADIES DES ORGANES DIGESTIFS.

2ᵉ Édition,

REVUE ET CONSIDÉRABLEMENT AUGMENTÉE,

Par J.-C. BESUCHET,

Chevalier de l'ordre de la Légion-d'Honneur, Médecin des Écoles et Asile du 7ᵉ Arrondissement de la ville de Paris, Membre de la Société des Sciences physiques et chimiques de France, de la Société Royale des Sciences et Arts d'Anvers, de la Société Minéralogique d'Iéna, etc.

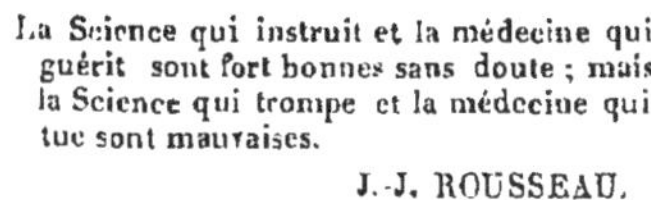

La Science qui instruit et la médecine qui guérit sont fort bonnes sans doute ; mais la Science qui trompe et la médecine qui tue sont mauvaises.

J.-J. ROUSSEAU.

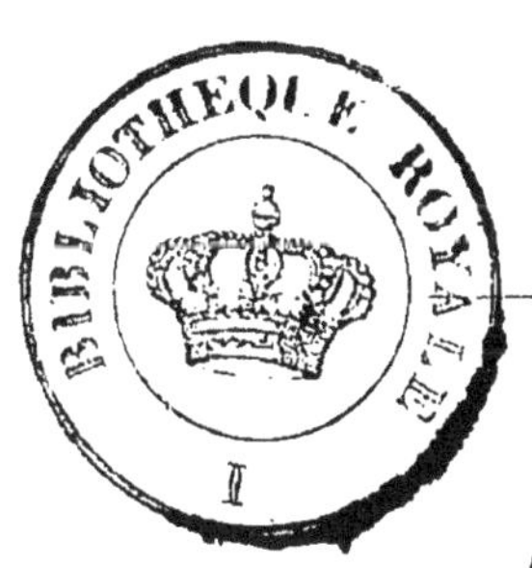

A PARIS,

CHEZ L'AUTEUR, RUE DE BRAQUE, 2, AU MARAIS,

ET CHEZ BÉCHET, LIBRAIRE,

PLACE DE L'ÉCOLE-DE-MÉDECINE.

—

1839

AVERTISSEMENT.

La rapidité avec laquelle s'est écoulée la première édition de cet ouvrage ne m'a pas permis de faire le moindre changement à sa réimpression ; celle-ci, quoique cependant tirée à un plus grand nombre d'exemplaires, étant à son tour épuisée, j'ai dû, pour reconnaître les bons avis que j'ai reçus, donner tous mes soins à cette nouvelle édition ; c'est ce qui fait que depuis assez long-temps il ne s'en trouve plus d'exemplaires chez mon libraire. Pour me conformer au désir exprimé par un grand nombre de malades, et aussi par MM. les membres de la commission de la Société des sciences physiques et chimiques de France, j'ai ajouté un chapitre important sur les phénomènes de la digestion, et un autre sur le régime diététique ; enfin, je n'ai rien négligé pour que ce petit ouvrage fût digne de l'accueil bienveillant qu'il a reçu.

J'ai donc été compris par cette classe si nombreuse de personnes pour qui les fonctions qui devraient être les plus agréables de la vie se changent en tortures de tous les jours et de tous les instans, de ceux qui ne peuvent rien digérer, ou qui digèrent si péniblement le peu d'alimens qu'ils prennent.

J'ai aussi été compris par un grand nombre de mes honorables confrères, qui n'ont point vu en moi un envahisseur de malades, mais un praticien qui vient modestement pour le cas spécial qu'il publie, *et uniquement pour ce cas spécial,* ajouter son expérience à leurs lumières.

Enfin, je répéterai pour ceux qui ne me connaissent pas encore ce que je disais dans les premières éditions de ce mémoire :

« Persuadé qu'il faut parler aux hommes un langage positif et vrai si l'on veut en être compris, je ne viendrai pas me présenter comme un de ces prétendus philanthropes que le seul amour de l'humanité, sans la plus petite vue d'intérêt, a porté à blanchir dans l'étude et dans les veilles, et qui, après des travaux infinis et des méditations longues et laborieuses, est parvenu à découvrir *les secrets de la nature,* pour en gratifier ses concitoyens avec un désintéressement *sans bornes comme sans mesure.*

» Je dirai tout simplement : je suis un de ces médecins observateurs qui savent voir et profiter, un praticien à qui le hasard a procuré l'occasion, peut-être plus qu'à beaucoup d'autres, de suivre et d'étudier un grand nombre de cas d'affections graves des organes de la digestion, et comme si ce n'était pas assez de faire de la médecine pour et sur autrui, a eu l'occasion de la faire sur et pour lui-même et ses proches.

» Des données conçues par suite de nombreuses observations faites en France et dans mes voyages pendant que j'étais attaché au service des armées sous l'empereur, m'ont peu à peu mis sur la voie d'un mode de traitement particulier que je perfectionnai par l'expérience : c'est celui que j'offre aujourd'hui, celui dont le succès a dépassé mes espérances, celui à qui je dois la santé de ma femme, la mienne propre, et celle de beaucoup de malades qui se sont confiés à mes soins.

» En rendant service à mes concitoyens, je n'ai pas la prétention de me poser comme un bienfaiteur de l'humanité ; je viens tout bonnement offrir le fruit de mes travaux en échange de l'avantage que tout homme a droit d'attendre de son talent ou de son labeur.

» Le riche peut s'approcher de moi sans regret, comme l'indigent sans crainte : l'un et l'autre seront contens, j'espère ; car la fortune ne m'ayant fait absolument ni l'un ni l'autre, je suis en position de tendre les mains de manière à ce qu'une recevant, l'autre puisse éprouver à son tour le plaisir de donner. »

LA
GASTRITE

CONSIDÉRÉE

DANS SES EFFETS, DANS SES CAUSES

ET

DANS SON TRAITEMENT.

La gastrite est aujourd'hui, sans contredit, parmi toutes nos maladies, la plus commune, la plus fâcheuse, et il faut bien le dire aussi, la moins connue et la moins bien traitée de toutes celles qui affligent l'humanité ; il n'est peut-être aucune affection qui ait une influence plus funeste sur les relations sociales et sur le bonheur de la vie intime : point de plaisirs avec elle, point de joies de famille, point de délassemens agréables aux repas offerts par l'amitié, point de dédommagemens aux travaux du corps ou aux fatigues de l'esprit : menaçant l'existence dans son principe même, la *faculté de digestion*, elle ne fait d'exception pour personne : l'artisan, l'homme de lettres, le magistrat, le riche comme le pauvre, l'enfance comme la vieillesse, la femme délicate comme l'homme le plus robuste, tous subissent sa pernicieuse influence, et s'attristent à son nom seul.

En effet, quoi de plus affligeant qu'une maladie, qui, sans nous priver précisément de la faculté de vaquer aux soins de nos affaires, nous porte l'ame à un sentiment de tristesse indéfinissable, accompagné d'une irritabilité de caractère jusqu'alors inconnue : qui, sans nous ôter le désir, et surtout le besoin de prendre nourriture, nous force à nous abstenir de la plupart des alimens qui seraient ceux de notre choix, nous donne malgré nous un secret dépit contre les apprêts du repas de famille que nous ne pouvons partager ; une maladie qui, peu à peu, par l'effet de l'abstinence à laquelle elle nous condamne, use nos forces physiques et nous fait languir misérablement sans mourir... Telle une lampe qui, faute d'aliment, menace à chaque instant de s'éteindre, et cependant jette encore par intervalle quelques rayons d'une lumière vacillante, comme pour indiquer que son principe de vie n'est pas complètement tari.

C'est ainsi que se présente la gastrite dans ses effets et dans ses conséquences. Guérir le plus souvent cette terrible affection, *la soulager toujours, promptement et avec certitude*, est-ce rendre un service à l'humanité? Est-ce bien comprendre la mission d'un médecin? C'est la conviction affirmative de cette proposition qui nous a porté à rendre publics les résultats heureux que le hasard sans doute, peut-être une certaine direction d'études et de pensées, mais surtout le besoin impérieux de soulager à tout prix celle dont la Providence avait lié la vie à la nôtre, nous ont fait obtenir, résultats que nous annonçons aujourd'hui avec assurance.

Nous nous embarrassons peu de ce qu'on pourra trouver d'étrange à la prétention que nous montrons de guérir le plus souvent et de *soulager toujours* les gastrites à quelque degré qu'elles soient; nous nous attendons bien que ceux qui voilent leur amour-propre ou leur intérêt personnel sous l'enveloppe de maximes et de paroles, en apparence pleines de désintéressement, ne manqueront pas de recevoir nos avis avec incrédulité, peut-être même nous feront-ils l'honneur de nous dire des injures; le succès est déjà là pour répondre, et si un malade, après avoir suivi nos conseils, déclare n'en avoir retiré aucun fruit, nous consentons volontiers à subir toutes les conséquences d'une fausse promesse : mais nous ne le craignons pas; une expérience de quinze ans, faite dans le silence de l'observation sur plus de deux mille malades, nous permet cette assurance; et dût-on, comme par dérision, nous surnommer le *médecin des gastrites,* nous dirons que tant bien qu'il ne nous serait donné de ne pouvoir guérir ou de ne pouvoir soulager qu'une seule maladie, nous nous croirions encore assez médecin pour l'intérêt de l'humanité.

Mais il est temps d'entrer à fond dans les détails de la maladie dont nous voulons traiter. Nous prévenons d'avance nos lecteurs que, dépouillant toute prétention doctorale, nous serons aussi clair qu'il nous sera possible de l'être, évitant les définitions trop scientifiques, et surtout les citations d'auteurs qui n'ajoutent rien au mérite d'une dissertation, et ne ressemblent pas mal à ces chevilles que l'on tient en réserve pour arrondir les chutes de phrases, ou tenir lieu de ce qu'on ne saurait dire par soi-même; nous n'avons pas d'ailleurs la prétention d'écrire pour les médecins, encore moins de leur enseigner ce que c'est que la gastrite, non plus que les moyens de la guérir; ils feraient fi de nous; ils ont pour cela leurs raisons, qui sont excellentes : chacun auprès de ses malades fait comme il peut, et guérit s'il peut, la gastrite comme autre chose; c'est au public *non doctoral*, c'est surtout aux nombreuses victimes de la gastrite et des maladies chroniques des viscères du bas-ventre, que nous nous adressons. Si ce public nous écoute, nous comprend, et se confie à nous, c'est que probablement nous aurons fait passer en lui la conviction qui est en nous, et c'est à ceux-là que nous disons, PLUS DE GASTRITE.

Toutefois, avant de nous occuper de la gastrite, qui n'est qu'une exception à l'état normal de nos organes digestifs , faisons d'abord connaître les principaux phénomènes de l'acte de la digestion ; ce sera une étude curieuse et peu fatigante pour ceux de nos lecteurs qui ne la connaissent pas, et dans laquelle ils pourront puiser d'utiles enseignemens pour la conservation de leur santé.

DE LA DIGESTION.

Pour bien comprendre le phénomène de la digestion il faut d'abord étudier sommairement les divers organes qui concourent à son accomplissement.

Le conduit ou tube digestif est un long canal qui parcourt intérieurement tout le corps humain en affectant diverses formes et prenant diverses positions ; son orifice supérieur ou embouchure est à la face, formée par les lèvres, et commence à la bouche ; sa terminaison ou orifice inférieur est, à la partie inférieure du tronc, formée par le bourrelet de l'anus et le sphincter ; ses ramifications sont nombreuses ; dans son parcours viennent s'aboucher les divers canaux destinés à porter les fluides qui doivent réparer les pertes qu'éprouve continuellement le corps humain et à entretenir chaque organe dans l'intégrité de leurs fonctions ; il communique directement ou indirectement avec toutes les parties du corps humain, et exerce surtout une sympathie très-intime sur les fonctions de l'organe cérébral, qui, à son tour, réagit sur lui d'une façon non moins puissante.

Quoique l'on puisse dire avec vérité que le canal digestif ne soit qu'un seul et même organe depuis la bouche jusqu'à l'anus, les anatomistes, autant pour en faciliter l'étude qu'à cause de la forme différente qu'affectent plusieurs de ses parties et des fonctions qu'elles remplissent, ont donné à chacune de ces parties des noms différens que nous n'avons pas la prétention de supprimer ; ainsi, en procédant par ordre de position, nous trouvons d'abord la cavité de la bouche dans laquelle nous remarquons les dents (1), la langue, les glandes salivaires placées dans l'intérieur de la bouche, puis l'arrière bouche, puis le gosier, puis l'œsophage ou commencement du canal alimentaire, puis l'esto-

---

(1) Nous prévenons encore une fois que, ne faisant point un ouvrage de science, nous n'emploierons que les expressions susceptibles d'être entendues par tout le monde ; ceux que ce langage trop simple pourrait scandaliser voudront bien nous excuser en faveur du désir que nous avons d'être avant tout compris de tous ceux qui liront cet écrit.

mac qui est représenté à la planche gravée, fig. 1, puis le canal intestinal qui est une seule et même pièce, bien que les anatomistes le distinguent en intestins grêles et en gros intestins, désignés encore entre eux sous des noms différens, puis, enfin, l'anus, orifice qui livre passage au caput-mortuum de la digestion.

La première portion du tube digestif occupe la partie supérieure du tronc, à commencer de la bouche, suivant la direction du col et traversant toute la cavité de la poitrine dans le sens de sa longueur ; sa partie moyenne est formée par l'estomac qui occupe le milieu du tronc environ (voyez fig. 2); la dernière partie, qui se compose des intestins, plus considérable à elle seule que les deux autres ensemble, occupe la plus grande partie de la capacité du ventre où elle se replie sur elle-même pour former ce que l'on appelle les circonvolutions intestinales.

L'acte de la digestion commençant par la bouche y opère la première période, celle de la mastication; cette période est très-importante et a une grande influence sur tout le reste de la digestion. Beaucoup de personnes, soit par habitude, par défaut de temps ou préoccupation d'esprit, ne donnent pas à cette première opération tout le temps nécessaire et avalent sans mâcher; ces personnes-là se préparent de grands regrets et s'exposent à des désordres dans les fonctions de l'estomac et même dans celles des intestins; en effet, notre estomac étant dépourvu de force triturante, et son action musculaire étant extrêmement bornée, il en résulte qu'il ne peut suffisamment pénétrer de fluide les substances qui n'ont pas été convenablement broyées : de là, des indigestions, des coliques, des diarrhées, etc., etc.

Les alimens liquides reçus dans la bouche passent immédiatement et sans préparation dans l'estomac où ils arrivent en passant par l'œsophage. Les alimens solides, qui ont le même chemin à parcourir, sont d'abord retenus dans la bouche pour y être déchirés, broyés entre les dents; les alvéoles osseuses des vieillards remplacent les dents que l'âge ou la maladie leur ont fait perdre; la langue soulève la portion d'alimens soumise à la trituration, elle la promène sous les arcades dentaires et présente les parties les plus résistantes là où il se trouve la plus grande puissance de trituration. Si quelques dents manquent, elle ramène autant que possible les parties à diviser sous celles qui peuvent encore fonctionner; la pointe de cet organe, avec une admirable adresse, est sans cesse occupée à ramener au centre les parcelles alimentaires qui tendent toujours à s'écarter dans les diverses parties de la bouche et en dehors du cercle dentaire; sans cesse en contact avec les dents, promenant sous elles son tissu délicat pendant les efforts de la mastication, elle s'y trouve pourtant bien rarement serrée, et lorsque cet accident arrive, ce n'est certainement pas l'intelligence miraculeuse de l'organe qu'il faut en accuser, mais bien notre préoccupation ou la manie de vouloir trop souvent que nos fonctiens suffisent à toutes nos exigences. Pendant que le bol alimentaire est ainsi promené sous les dents pour y être broyé, les glandes et les canaux salivaires fournissent une suffisante quantité de salive, substance dissolvante indispensable à la digestion ; cette salive se mêle par les efforts combinés de la langue, des dents, des joues et des lèvres, avec la substance alimentaire, en forme une sorte de pâte demi liquide que la langue charge sur sa base; puis, en plaçant sa pointe comme un levier vers le bord de l'arcade dentaire, elle chasse cette petite masse, ou plutôt la conduit à l'aide de son élasticité jusqu'à l'ouverture du conduit œsophagien ; et que l'on ne croie pas, qu'arrivé là, le bol alimentaire tombe naturellement, par l'effet des lois de la pesanteur, jusque dans la poche appelée estomac, comme pourait le faire un corps inerte dans un sac, non, trop d'inconvéniens accompagneraient celle manœuvre, et la nature est ici comme partout, admirable dans sa sagesse et jusque dans ses plus minutieuses précautions; bien que l'estomac soit situé plus bas que l'ouverture œsophagienne, les substances alimentaires *solides* ou *liquides* y sont réellement portées comme elles le seraient avec une main, à l'aide des contractions successives du tube membraneux et musculaire qu'elles doivent parcourir, et s'il était besoin de fournir une preuve sans réplique de cette vérité physiologique, nous renverrions à ces adroits bateleurs qui, aux yeux d'une multitude émerveillée, boivent et mangent en se plaçant le corps dans une situation perpendiculaire la tête en bas et les pieds en haut.

On voit donc, pour ce qui précède, de quelle nécessité il est de donner le temps, et successivement, à chaque organe de remplir ses fonctions, et pour ce qui nous occupe, de ne point avaler sans avoir suffisamment mâché les alimens, et de ne point en introduire d'autres dans la bouche que les premiers n'aient cédé la place et soient, à l'aide de la déglutition, parvenus dans l'estomac.

Les liquides jouent un grand rôle dans notre alimentation, et leur qualité comme leur quantité n'est point indifférente; c'est ici le cas de dire que les liquides spiritueux, loin de faciliter la digestion, ne font que l'entraver. Il n'y a au monde de véritable dissolvant, de véritable ami de la digestion que l'eau pure; toute liqueur fermentée est d'un usage plus ou moins nuisible.

La quantité de liquide doit, en général, être proportionnée à la quantité des solides; il serait difficile de fixer des règles bien précises à cet égard : trop liquides, les alimens sont moins propres à une bonne chimification; trop solides, ils fatiguent l'estomac, augmentent le travail de la digestion et le rendent plus pénible; il vaut mieux boire pendant le repas que de manger sans boire ainsi que le font quelques personnes qui boivent ensuite outre mesure; pour ces personnes les glandes salivaires, ayant été obligées de tout fournir pour humecter les alimens, ont besoin de réparer leur perte; de là, le sentiment de la soif qui se fait sentir très-impérieusement pendant la digestion.

Lorsque l'estomac a reçu une suffisante quantité d'alimens, un sentiment de bien-être, mais en même-temps de plénitude, annonce qu'il est satisfait; il faut alors savoir s'arrêter, et surtout, pour rien au monde, n'introduire aucune substance dans l'estomac lorsque la digestion est en train de se faire, car il serait certainement bien moins dangereux de continuer à manger long-temps et plus qu'il ne conviendrait à la sobriété, que de s'arrêter un temps plus ou moins long, puis recommencer à manger ou à boire ensuite. Les gens du peuple font bien à chaque instant, il est vrai, de ces écarts de régime, mais ce sont de ces choses que l'on peut appeler des grâces d'état et qu'il ne faut point imiter.

Les alimens pénètrent dans l'estomac par son orifice supérieur nommé cardiaque; là, ils subissent, par l'effet de la chaleur, de l'action musculaire de l'estomac et du mélange avec un fluide nommé suc gastrique, une transformation en une sorte de bouillie homogène dont l'acidité est le caractère dominant; le suc gastrique, dont les auteurs ont tour à tour reconnu, puis nié la présence, et qui heureusement n'en a pas moins toujours existé, pénètre la masse alimentaire, s'unit intimement avec elle, et provoque, dit-on, par l'action excitante qu'il exerce sur les parois de la membrane muqueuse, le second orifice de l'estomac, le pylore, à livrer passage à cette masse ainsi préparée, qui alors passe dans le premier des intestins, pour y subir une nouvelle opération.

Le premier acte de la digestion s'opère donc dans l'estomac, en combien de temps, c'est ce que je ne saurais dire; quelques auteurs ont indiqué deux heures, d'autres une seulement, d'autres trois; tel autre, moins absolu, a dit qu'on ne savait jamais au juste quand une digestion était complètement terminée; disons que le premier temps de la digestion est extrêmement variable dans sa durée, suivant les individus, la puissance de leur estomac, son état pathologique, et aussi surtout la nature et la quantité des alimens ingérés; disons que, quelle que soit sa durée, on en est généralement averti par un léger bouillonnement qui annonce le passage au pylore, puis, par un sentiment de vacuité de l'estomac en même temps que par une légère tension de l'abdomen (le ventre).

Arrivée à ce point de la digestion, la masse nutritive subit une dernière et importante opération; d'une part elle reçoit d'un certain viscère, nommé pancréas, à qui on a aussi pendant long-temps refusé toute fonction, un suc particulier qui a beaucoup d'analogie avec la salive, c'est le suc pancréatique; d'autre part arrive du foie par la vésicule biliaire ou du fiel, une certaine quantité de bile, véritable savon animal qui vient tempérer l'acidité contractée dans l'estomac, et donner à la masse nutritive une disposition alkaline dans des proportions voulues, et hors de toute analyse humaine.

A compter de ce moment, dont la durée est également variable et peu facile à préciser, la masse nutritive chemine sans interruption par des lois physiologiques qui ne sont perverties qu'en cas de trouble maladif, le long du tube intestinal; c'est à compter de ce moment que la nature déploie ses admirables ressources de prévoyance et de conservation, c'est le long du canal intestinal, et à compter du moment où la masse nutritive a reçu sa dernière élaboration, que se trouvent cette multitude de canaux qui prennent chacun ce qui leur appartient, les uns pour l'entretien des organes qui fonctionnent sans cesse et se reproduisent continuellement, les autres pour fournir à ces mêmes organes les élémens propres à former les fluides de diverses natures, et nécessaires, soit à notre conservation, soit à notre reproduction. La matière chemine toujours avec une lenteur réglée, en suivant le cours des sinuosités des intestins; sur tout son passage se trouvent des vaisseaux absorbans qui aspirent jusqu'à la fin sa partie nutritive, et lorsque le résidu de la digestion arrive dans les derniers intestins, que sa présence sollicite à se contracter pour l'expulser au dehors, on peut dire qu'elle ne contient plus aucun des élémens propres à la nutrition animale. Disons tout de suite, pour ne plus revenir sur ce sujet, qu'à la sortie de cette matière, devenue excrémentitielle, par le dernier orifice du tube digestif, elle doit être d'une consistance assez solide, moulée suivant la forme cylindrique des intestins qu'elle a parcourus, et que dans l'état de parfaite santé et de bonne digestion elle doit avoir fort peu d'odeur.

Tels sont les phénomènes qui accompagnent

l'acte de la digestion depuis l'introduction des alimens dans le corps de l'homme jusqu'à leur expul-
sion au-dehors, et si nous n'avons pas cru pouvoir,
dans cette analyse rapide, traiter la question dans
tous ses détails et sous les points de vue physiologiques qu'elle comporte, nous espérons en avoir
assez dit pour donner une idée nette et précise de
cette curieuse opération, par laquelle le corps humain s'entretient et se répare.

Sans doute les choses ne se passent pas toujours
ainsi, et bien des circonstances, soit physiques, soit
morales, viennent troubler le cours des digestions;
mais nous avons décrit ce qui a lieu dans l'état
normal, le reste est du domaine de la science, et
ne pourrait être ainsi traité sommairement; à peine
l'est-il d'ailleurs dans les ouvrages spéciaux sur la
matière, et si je publie un jour l'ouvrage que je mé-
dite depuis long-temps sur ce vaste sujet, je ferai
voir que l'histoire seule de la digestion considérée
sous le rapport médical et sous le rapport physiologique peut faire la matière de plus d'un volume.

LA GASTRITE (1).

La gastrite est une affection de l'estomac qui s'étend le plus souvent jusqu'aux intestins eux-mêmes, et s'annonce par divers désordres, dont le principal phénomène réside dans l'impossibilité de digérer les substances les plus légères, et, par suite, d'évacuer le résultat du peu de digestion laborieuse qu'on a pu obtenir, comme aussi de l'évacuer quelquefois si promptement qu'aucun profit réparateur ne peut en être retiré par nos organes.

La gastrite est divisée en deux périodes de phénomènes qui en font véritablement deux maladies bien distinctes : l'une est la gastrite à l'état aigu, l'autre est la gastrite à l'état chronique. Comme toute maladie aiguë, la gastrite a ses phases plus ou moins régulières, et la médecine physiologique a tellement éclairé cette partie de l'art médical, que le diagnostic en est extrêmement simple.

GASTRITE AIGUE.

Les caractères principaux de cette affection sont:

---

(1) Fièvre stomachique et inflammatoire d'Hoffmann ; fièvre épiale et lipyrienne des anciens ; cardialgie, passion cardiaque, *gastrites,* phlegmasie de l'estomac (Broussais). Il ne faut pas confondre cette affection avec l'état saburral des premières voies, désigné sous le nom d'*embarras gastrique, fièvre gastrique,* avec lequel pourtant elle se complique assez souvent.

rougeur de la langue sur les bords et à la pointe, avec tendance à la sécheresse (1), quelquefois rouge sur toute la surface comme dans la scarlatine; d'autres fois, d'un blanc gris, couverte d'une couche assez épaisse vers son centre, et comme on dit communément, *sale* ou saburrale; sentiment de chaleur interne, soif et pourtant bientôt dégoût des boissons, attendu que tout ce qu'on introduit dans l'estomac augmente le malaise, et souvent provoque le vomissement; sentiment de gêne à la partie connue sous le nom bien impropre de *creux de l'estomac,* à cette partie qui répond devant la poitrine à la fin des côtes et au-dessus de l'ombilic. Ce sentiment de gêne se change bientôt en douleur véritable si on appuie la main sur cette partie; pouls vif et fréquent, quelquefois petit, serré, et, comme disent les médecins, *concentré.* Il n'est pas besoin de dire que la présence dans l'estomac d'alimens, même les plus légers, cause une augmentation sensible de tous ces fâcheux symptômes, et cependant le malade conserve presque toujours le désir de manger.

Cette maladie, une des plus insidieuses, sans

---

(1) Nous ne parlons ici que de l'affection gastrique développée sans causes physiques appréciables, et non de la phlegmasie de l'estomac ou des intestins, causée par l'ingestion d'une substance corrosive ou irritante, comme dans l'empoisonnement.

contredit, parmi toutes celles dont notre pauvre humanité est tourmentée, ne se montre pas toujours sous des caractères aussi faciles à suivre que ceux que nous venons de décrire, et c'est ce qui fait que le meilleur livre de médecine n'est souvent d'aucune utilité réelle, car rien ne peut remplacer l'expérience et le tact que l'on n'acquiert que par l'habitude de voir une maladie.

BEAUCOUP DE GENS ONT LA GASTRITE, QUI NE SE SONT PAS APERÇUS DE SON INVASION.

Quelquefois les phénomènes de la gastrite sont si légers en apparence, que la maladie passe de l'état aigu à guérison, mais malheureusement plus souvent à l'état chronique, avant que le malade ait songé sérieusement à réclamer le secours de la médecine. Bien souvent un léger dérangement d'estomac, que l'on attribue à une indigestion ou à l'effet insalubre de tel ou tel aliment, de telle ou telle boisson, est déjà un symptôme très-prononcé de gastrite; et ce n'est qu'après avoir vu renouveler ces accidens, d'abord peu intenses, puis plus fâcheux, plus compliqués, avoir éprouvé des douleurs d'estomac, des coliques, des constipations opiniâtres ou des dévoiemens sans cause connue, que l'on songe à réclamer les secours de la médecine: alors, si malheureusement la maladie n'est pas de prime-abord reconnue, si le traitement convenable n'est pas immédiatement appliqué, l'état pathologique des organes augmente, et la guérison devient de plus en plus difficile (1).

TRAITEMENT DE LA GASTRITE A L'ÉTAT AIGU.

Dans un traité complet de la gastrite et des maladies des viscères abdominaux, que j'espère bientôt pouvoir publier, je traiterai à fond des divers modes de traitement employés jusqu'à ce jour, et je démontrerai, par les faits et par le raisonnement, que l'on s'est généralement fait une fausse idée de ces affections. Je prouverai que les phlegmasies des organes abdominaux diffèrent essentiellement dans

(1) Un journal (*le Siècle*, 21 janvier) s'exprime ainsi : « On nous » écrit des frontières d'Italie : l'autopsie de la duchesse de Wurtemberg a donné les résultats suivans : les organes digestifs présentaient tous les caractères d'une lésion *incurable;* la *poitrine* » et les *poumons* étaient dans un état satisfaisant. » Pendant toute la durée de la maladie de l'infortunée princesse Marie, on a constamment dit dans le public et dans les journaux qu'elle était en proie à une affection *de poitrine;* le public était donc dans l'erreur, ou l'on n'a pas reconnu la maladie, prenant peut-être le caractère principal pour un symptôme ; car on dit que la pauvre princesse était dans les derniers temps de sa vie tourmentée par une diarrhée continuelle ; elle aurait donc succombé à une gastro-entérite chronique, autrement dit à une gastrite dans son plus haut degré de développement et d'intensité, affection certainement *curable* et qui, si la version du journal est exacte ainsi que ce que l'on croyait connaître de la maladie, n'aurait pas été reconnue !.. que de regrets alors !...

leur caractère, et surtout pour leur traitement, de celles des autres organes; je démontrerai que, pour ces sortes d'affections, la méthode évacuante, déjà si heureusement employée dans ces derniers temps pour les fièvres typhoïdes, peut, étant habilement dirigée, obtenir des succès assurés, pendant que le contraire a constamment lieu par la méthode des saignées générales, dont on a trop souvent abusé : le peu d'étendue donnée à cet opuscule ne me permet pas de décrire ici avec de minutieux détails toutes les nuances du traitement que j'emploie le plus ordinairement, et qui est varié à l'infini. Je me bornerai à dire que ce n'est qu'avec une extrême circonspection que je me décide à employer les saignées dans le cas dont il s'agit, et seulement lorsque le sujet est très-pléthorique, que le pouls est non-seulement fréquent, mais encore dur, plein et vibrant; encore je ne m'y résous qu'après avoir tenté l'effet de la saignée locale au moyen de quelques sangsues appliquées sur le lieu qui avoisine le plus le siége du mal. Les boissons délayantes et mucilagineuses, les bains, les frictions cutanées, sont des moyens auxiliaires que j'emploie le plus souvent; mais c'est surtout dans le choix des alimens que je porte une attention sérieuse, car il ne faut pas croire, ainsi que beaucoup de médecins le pensent, que les malades affectés de gastrite ne doivent point manger : il faut qu'ils mangent, au contraire (1), la diète rigoureuse leur est aussi préjudiciable que le serait un régime peu réglé ; mais il faut savoir, d'abord, choisir l'alimentation qui leur convient, puis ensuite donner à l'estomac la faculté de tolérance nécessaire pour élaborer la digestion : c'est ce que l'on verra expliqué plus loin.

GASTRITE CHRONIQUE.

Si la gastrite aiguë est facile à reconnaître, facile à définir et facile à traiter ; si un médecin tant soit peu exercé peut aisément diriger son malade dans cette période de la maladie , et l'amener à voie de guérison, il n'en est pas de même pour la gastrite à l'état chronique, pour cette longue et douloureuse maladie qui saisit sa victime par degrés insensibles, s'en empare peu à peu, altère son moral plus encore que son physique (2), parvient bientôt à troubler toutes ses joies, lui ôte repos, bonheur, espé-

---

(1) Mais non pas des tranches de gigot et des biffteks, comme on dit que le prescrit à ses malades un médecin à Paris qui a la prétention de guérir la gastrite.

(2) On voit souvent des malades, surtout parmi les femmes, affectés de gastrites très-graves, conserver sur leur visage l'apparence de la plus belle santé. J'ai connu une jeune dame qui souvent dérobait ses pleurs à ceux qui lui disaient : *Vous avez une fraîcheur qui annonce une bien bonne santé ; mon Dieu ! que vous êtes heureuse !*

rance d'avenir, et détruit insensiblement les ressorts de la vie en tarissant la source indispensable de réparation et de reproduction. Oh ! que cette maladie est longue, combien elle fait souffrir, combien elle afflige ceux dont les tendres soins voudraient apporter remède aux maux des êtres qui leur sont chers ; pour nous qui l'avons vue de près, bien souvent, bien long-temps, à notre chevet ; nous qui savons les mauvais jours , les plus mauvaises nuits qu'elle nous a comptés, nous croyons fermement avoir mérité quelque chose de l'humanité en offrant à nos concitoyens le résultat de nos travaux et de nos efforts contre cette terrible maladie.

SYMPTÔMES DE LA GASTRITE CHRONIQUE.

Ainsi que nous l'avons dit plus haut, la gastrite souvent s'empare d'un malade d'une manière insensible ; d'abord quelques difficultés à digérer, des indigestions sans causes suffisantes , ou des renvois acides après avoir mangé ; un sentiment de malaise vers la région de l'estomac, de la pesanteur, disposition particulière au sommeil peu de temps après le repas, presque toujours gonflement pénible du ventre pendant la digestion ; ce gonflement, plus ou moins considérable, est quelquefois tel qu'il semblerait qu'on a insufflé de l'air dans le ventre, qui devient tout-à-coup gros et tendu

comme un tambour; à cela se joint, dans la plupart des cas, une grande difficulté pour aller à la
garderobe, plus rarement le dévoiement ; les malades rendent avec peine des matières dures qui
ressemblent assez à de petites noix de volumes divers ; ces matières grumelées sont souvent accom-
pagnées d'une sécrétion blanchâtre mucilagineuse,
ressemblant assez à du blanc d'œuf mal cuit (ceci
est toujours un symptôme assez grave).

Les malades souffrent plus ou moins; quelquefois la digestion est plus laborieuse, plus gênante
que douloureuse, et au bout de quelques heures
tous les symptômes disparaissent pour recommencer ensuite; mais souvent les malades éprouvent
un sentiment de chaleur, une ardeur brûlante
bien douloureuse; d'autres fois il semble aux malades qu'ils ont une plaie interne qui se trouve à vif
en contact avec les alimens, ils y éprouvent
comme l'effet d'un fourmillement. Une personne
me disait qu'elle éprouvait une sensation semblable à celle que lui ferait éprouver un animal
qui lui aurait mangé l'estomac; elle était persuadée
qu'elle avait un cancer interne, la douleur s'éten-
dait jusqu'au dos; c'est qu'en effet l'irritation de
l'estomac est telle qu'elle peut simuler tous ces
symptômes et produire les sensations les plus diverses ; j'ai vu des malades qui semblaient éprou-

ver quelque soulagement à s'appuyer fortement le dos ou l'estomac contre quelque corps dur, d'autres à prendre des boissons extrêmement froides.

CAUSES DE LA GASTRITE.

Lorsqu'une maladie se montre plus fréquemment dans un temps que dans un autre, lorsque surtout elle apparaît comme une sorte de nouveauté qui vient affliger la population contemporaine, il faut rechercher la cause de son invasion dans l'influence des choses intérieures autant que dans celles qui sont extérieures : c'est ainsi que faisait Hippocrate, de divine mémoire; l'air, la terre, les alimens, l'influence des vents et des saisons, les différences de température, tout était observé par ce célèbre philosophe, qui cherchait bien plus à guérir les maladies en combattant leurs causes, qu'à fonder sa force thérapeutique sur l'empirisme des remèdes. La gastrite nous fournit l'application de cette sage théorie; on connaissait fort peu la gastrite autrefois, du moins telle que nous la connaissons aujourd'hui ; les anciens nous ont transmis peu de documens sur sa nature et sur son traitement; Boerhaave, Stoll, Hoffmann, Cullen, ont tour-à-tour envisagé la gastrite sous divers points de vue, selon qu'ils étaient imbus du système humoral ou du système solidiste; mais on chercherait vainement dans leurs ouvrages des données concluantes, ou propres à éclairer le diagnostic de l'affection que nous voyons de nos jours, de cette affection particulière de l'estomac et des autres parties de l'appareil digestif, que, faute de mieux, et pour nous faire bien comprendre, nous qualifierons de gastrite chronique, et qui serait mieux nommée *Digestalgie*. Dans les temps les plus rapprochés de nous il ne paraît pas qu'on ait mis une grande importance à décrire cette maladie, ce qui, pour le noter en passant, semble un signe certain qu'elle était peu commune. Pinel vint et rangea la gastrite dans ses nombreuses catégories de fièvres, système alors en faveur dans le monde médical; puis enfin Broussais, qui, le premier, armé du flambeau de l'observation pathologique, détruisit le trompeur échafaudage des fièvres *essentielles*, et démontra que ce que l'on s'était avant lui efforcé de classer et de sous-classer comme des maladies particulières, n'était en réalité que les symptômes d'altérations morbides dont on avait presque complètement ignoré l'existence, ou que l'on considérait comme l'effet pathologique des prétendues fièvres essentielles, prenant ainsi, à la lettre, la cause pour l'effet, et le symptôme pour la maladie. Broussais est, sans contredit, le premier médecin qui ait tracé avec l'habileté que donne un haut savoir l'histoire des lésions des organes internes, et qui ait introduit dans les études de la science médicale les lumières d'une saine philosophie; mais extrêmement préoccupé du soin de renverser le système de ses adversaires et d'élever sur ses ruines les bases de la médecine physiologique; obligé, par la nature même de la mission qu'il s'était donnée, de grouper tous les symptômes, de presser tous les faits afin de présenter sa doctrine avec cette unité de principes et de vues qui en ont fait la gloire et en ont assuré le succès, Broussais, disons-nous, comme chef d'une école qui n'admettait point de composition, n'a pas même dû songer aux exceptions, qu'auraient cependant méritées les altérations extrêmement variées des divers viscères du bas-ventre, et particulièrement de l'estomac, dans le fait de la digestion.

La gastrite, avons-nous dit, était généralement peu connue autrefois, nos pères le disent, et nous pouvons les en croire; car ici les écrits sont d'accord avec la tradition; il faut donc que quelque circonstance particulière ait, dans ces derniers temps, favorisé le développement de cette maladie. En suivant le précepte d'Hippocrate, nous avons dû rechercher avec soin, parmi toutes les causes qui peuvent influer sur la santé des hommes, quelles étaient celles que l'on dut accuser par préférence à toutes autres; naturellement nous avons dû songer aux choses qui, par leur influence habituelle, ont une action directe sur l'estomac et sur les intestins; par conséquent les alimens et les boissons. Si la gastrite n'atteignait que les hommes du peuple, malheureusement adonnés à de mauvaises habitudes, buvant parfois outre mesure et qui, dès le matin, s'ingèrent dans l'estomac, à jeun, et comme on pourrait dire, *à cru*, plusieurs verres de mauvais vin ou de plus mauvaise eau-de-vie; si l'on ne rencontrait cette affection que chez les pauvres, dont la nourriture est presque toujours grossière et de mauvais choix, nous aurions aisément conclu que la maladie était une conséquence naturelle de l'action des boissons alcoholisées ou des alimens réputés *indigestes*; mais il n'en est pas toujours ainsi, et c'est presque le contraire qui a lieu. Sans prétendre établir ici comme un point de fait, que le vin ainsi que les liqueurs ne soient d'un usage pernicieux, nous devons cependant déclarer que, généralement parlant, il y a infiniment moins de gastrites parmi les gens qui vivent en vrais faubouriens, qu'on me passe l'expression, *mangeant et buvant à chaqae instant du jour*, que parmi ceux qui mènent une vie extrêmement régulière. Parcourez les halles, les marchés, voyez ces femmes joyeuses et hardies, aux belles et fraîches couleurs, mangeant à belles dents un énorme morceau de pain aiguisé d'un peu d'ail, ou du fumet d'un hareng saur; voyez ces vigoureux ouvriers des ports , ces robustes *forts* de nos bazars publics, manger en plein air la solide portion de soupe ou de légumes que leur tient toute prête et toute chaude la cuisinière nomade, providence de ceux dont la vie est dans les bras. Voyez les uns et les autres , quand le labeur est un peu productif, ou, comme ils disent, *quand le temps n'est pas trop dur*, s'acheminer chez le marchand de vin, qui grâce au ciel n'est jamais loin d'eux, et arroser leur solide repas d'un grand verre de vin *sans eau*, attendu, disent-ils, *que tout y est d'avance*, et plût à Dieu qu'il n'y eût que de l'eau! Eh bien! ces gens-là *mangent souvent*, boivent de même, et n'ont pas de gastrite.

Depuis bientôt un demi-siècle nos habitudes de vie ont subi une aussi grande révolution que celles de nos idées et de nos mœurs politiques; un repas important a été complètement supprimé, le *souper* : on pourrait même dire deux, car le déjeûner est bien peu de choses pour beaucoup de gens, et le petit repas que l'on nommait le *goûter* a disparu tout-à-fait, surtout dans les villes; à peine quelques pensions le conservent-elles pour les enfans, qui plus que les adultes ont dû ressentir l'effet de ce changement dans nos habitudes. Une grande activité de corps et d'esprit, le besoin de laisser une plus large place aux affaires, à l'étude, aux travaux industriels, a fait perdre à la régularité des heures de repas l'importance qu'elle avait autrefois. Quantité de gens ne mangent réellement qu'une seule fois par jour, vers six ou sept heures du soir; de sorte que si la digestion de ce repas est terminée à dix heures, il se passe vingt heures avant que de nouveaux alimens viennent occuper et faire fonctionner l'estomac, cette machine autoclave qui doit sans cesse fonctionner, au moins pendant le temps de veille, et qui, faute de pouvoir exercer son action sur des substances nutritives, l'exerce sur elle-même et d'une manière bien funeste dans l'état de vacuité.

Autrefois les heures de repas étaient tellement régulières, malgré leur courte distance, que vous eussiez été fort mal venu de vous présenter pour affaire chez un commerçant ou partout ailleurs aux heures consacrées aux repas et à la réfection (1).

---

(1) Il en est encore de même chez tous les peuples du Nord et dans nos départemens qui se trouvent dans cette direction, excepté pour la classe élevée, qui suit les habitudes de la capitale. Je me souviens que lors de nos campagnes d'Allemagne, il m'est arrivé plus d'une fois, soit à Vienne, soit à Berlin, de me présenter en

Maintenant il n'en est plus ainsi, le repas est une charge, une peine pour beaucoup d'individus trop préoccupés de leurs intérêts matériels, et qui sacrifient tout au besoin de gagner, ou à l'exigence de leurs occupations. J'ai soigné un marchand qui, peu confiant dans le zèle de ses garçons, même dans celui de sa femme, ne pouvait se résoudre à prendre nourriture tant qu'il voyait quelques chalands dans sa boutique; il en résultait qu'on ne savait chez lui à quelle heure manger, et sa cuisinière m'a souvent raconté qu'il lui arrivait d'apporter et de remporter la soupe plus d'une fois avant qu'elle fût mangée. Cet homme était en proie à une gastrite des plus intenses. Je soigne encore en ce moment une dame dont la profession est assez productive par le talent qu'elle y apporte; cette dame, qui trouve tout son plaisir à orner son appartement de beaux meubles et de ces mille colifichets dont le goût ne se rencontre ordinairement que dans la classe riche de la société, ne peut se résoudre à quitter son travail pour prendre un repas qui l'attend souvent plusieurs

---

vain à la porte d'un marchand que j'apercevais du dehors, dînant fort tranquillement avec sa famille et ses commis ; le bruit que je faisais inutilement pour ouvrir la porte, fermée en dedans avec précaution, ne leur faisait pas même tourner la tête, ou j'obtenais simplement un signe de tête négatif qui annonçait clairement que ma venue était intempestive.

heures; il en est de même pour son sommeil dont elle se priverait tout-à-fait, si cela était en son pouvoir : il n'est pas besoin de dire qu'elle est également victime de la gastrite.

Ce que nous venons de dire fait assez prévoir quelle est notre opinion sur l'influence de l'alimentation sur la santé publique; oui, nous sommes persuadés que de toutes les causes prédisposantes de la gastrite, les trop longues distances d'un repas à un autre, et la nécessité, par suite, de beaucoup manger en une seule fois, sont les causes principales de son extension parmi nous; remédier à cet inconvénient autant qu'il est possible sans prétendre changer des habitudes qui ont maintenant force de nature, est un des conseils que nous donnons d'abord à toute personne qui nous consulte; et si les bornes que nous nous sommes imposées le permettaient, nous démontrerions avec méthode, et par l'exemple même des animaux, que le seul moyen d'entretenir l'estomac en bon état, est de l'occuper souvent à l'état de digestion, en faisant bon choix des substances alimentaires.

INFLUENCE DE L'ÉPOQUE CRITIQUE POUR LES FEMMES.

L'époque désignée communément pour les femmes sous le nom d'*époque critique*, d'*âge de retour*, déjà, par plus d'une raison, si orageuse pour elles, se complique souvent de gastrite. Ici les symptômes se modifient à l'infini, et prennent des caractères si divers, qu'un volume suffirait à peine pour en indiquer toutes les nuances, c'est ce que nous ferons dans un ouvrage plus étendu. On verra combien ici le médecin doit être doué du tact observateur, combien il est essentiel qu'il ait étudié avec attention les caractères si légers des altérations organiques qui s'annoncent, dans la plupart des cas, par des sensations morales inaccoutumées, trop souvent mal appréciées. Si nous pouvions dire ici tout ce que l'expérience et l'observation nous ont appris, que de choses inexplicables se dévoileraient tout-à-coup, et combien de faits, dont la tête et le cœur sont accusés, qui ne doivent leur existence qu'à l'état pathologique de l'estomac!

EFFETS DE LA GASTRITE, ET INFLUENCE DES ÉVACUATIONS NATURELLES SUR LA SANTÉ ET SUR LE MORAL DES INDIVIDUS.

Voltaire a dit quelque part que les tyrans et les rois sanguinaires n'allaient pas bien à la garde-robe. Cette pensée a toute la profondeur et toute la portée que cet homme extraordinaire mettait dans ses réflexions; elle prouve de plus qu'il connaissait l'influence des variations de cette partie de

nos fonctions animales, et sans doute lui-même a
vu souvent son caractère irascible et sa fougue bi-
lieuse diversement excités par l'état de son ventre.
Rien ne dispose à la tristesse, aux idées sombres,
comme la constipation, et la gastrite, qui déjà rend si
malheureux, dispose plus que toute autre cause à
cet état fâcheux des fonctions de l'abdomen.

Il serait vraiment curieux de rechercher par la
vie et les habitudes intimes des hommes, et jusque
dans leurs fonctions les plus secrètes, l'explication
de faits qui étonnent parfois ou qui affligent l'humanité. Personne, que nous sachions, ne s'est sérieusement avisé jusqu'ici d'ériger en oracle d'une
nouvelle espèce le lieu secret où le gentilhomme
comme le bourgeois, l'homme d'État comme le
manant, vont, d'une façon toute semblable, se dé-
barrasser d'un résidu en tout pareil, quoique pro-
venant de substances différentes, au moins quant à
leurs caractères extérieurs. Hélas! oui, et n'en dé-
plaise aux gens délicats que mon langage pourrait
choquer, l'humble ouvrier qui débarrasse, la nuit,
de nos demeures, ou qui emboîte, à la façon nouvelle, pendant le jour, le produit infime de nos
digestions, ne saurait distinguer ce qui est le résultat de la noble nourriture de la plus élégante de
nos dames, de celui de la plus chétive et de la plus
grossière nourriture de nos artisans; c'est que vous

avez beau dorer, parfumer, couvrir ce corps d'é-
toffes somptueuses, la nature est la même, les
besoins sont les mêmes, et le mécanisme de ses
fonctions le même, soit qu'elles s'exercent sous le
velours, soit qu'elles s'exercent sous la bure ; mais
revenons.

Si nous traçons dans la série de nos dispositions
intellectuelles, et parmi celles qui distinguent
l'homme par ce qu'on appelle *caractère essentiel*,
une ligne droite, en prenant pour point de centre
la disposition *bonté*, nous trouverons, en allant directement vers les dispositions d'un ordre élevé,
que cette ligne atteindra les dispositions *violence*,
fureur, en passant par les dispositions intermédiaires essentielles, *fermeté, courage, audace* (1) ; et si
nous dirigeons ensuite cette ligne, à partir de la disposition *bonté*, vers les dispositions plus douces,
pour ne pas dire d'un ordre moins élevé, nous
trouverons, en suivant également une ligne directe,
les dispositions *pusillanimité*, en passant par les
dispositions intermédiaires, *bienveillance, débonnai-*

---

(1) On comprend que dans cette théorie toute nouvelle, et que
nous donnons avec toute l'humilité qui convient à un modeste savoir,
nous négligeons une foule de dispositions intermédiaires peu tran-
chées. Ainsi l'*opiniâtreté*, la *colère*, la *dureté*, la *persistance dans
les idées*, etc., etc., trouveraient ici leur place ; souvent aussi une
disposition se neutralise par une autre. Rien dans la nature ne
peut rigoureusement se classer. Dieu seul est seul.

reté, faiblesse. La bonté est donc le *juste-milieu* de cette ligne de nos dispositions naturelles dont un bout tient à la fureur et l'autre bout à la pusillanimité ; eh bien ! à notre avis, tous ceux qui ont le système sanguin dominant, la fibre ferme, le fluide nerveux actif, seront, par la nature même de leur organisation, disposés naturellement au premier ordre des sensations que nous venons de désigner; ces gens-là auront rarement le ventre libre (je demande pardon pour mes définitions, mais la science ne peut reculer devant les difficultés des mots), et si à ce tempérament sanguin se mêle en excès le tempérament sec et chaud, nommé par les anciens bilieux (atrabile, atrabilaire), ces gens-là seront souvent constipés, et seront, plus que tous les autres, disposés aux actes violens, soit qu'ils les commettent eux-mêmes, soit qu'ils les conseillent, soit qu'ils les ordonnent; Néron, le pape Clément VI et Philippe-le-Bel étaient évidemment constipés.

Si, à partir de la disposition *bonté*, qui est le point d'équilibre, la combinaison parfaite, la perfection désirable de l'espèce humaine, nous nous dirigeons vers la disposition *pusillanimité*, nous dirons que ceux chez qui le système muqueux et lymphatique domine, qui ont la fibre molle, le fluide nerveux lent, sont, en vertu du même principe, poussés vers le second ordre des dispositions intellectuelles, et iront plus ou moins avant dans cette direction, suivant que leur organisation aura plus ou moins de ténacité ; ces gens-là auront des garderobes faciles. On sait l'effet que produit la peur sur certains individus, et plus d'un apprenti brave a senti son ventre grouiller au premier coup de feu de l'ennemi.

Ne cherchons donc point si haut l'explication de tant de catastrophes, de si longues guerres et de discordes civiles, lorsque c'est tout simplement l'effet du tempérament de ceux qui ont fomenté, dirigé ces grands événemens ; et lorsque vous voyez un ministre, exploitant quelque calamité publique, venir demander à la législation de nouvelles rigueurs pour ajouter aux rigueurs déjà imaginées avant lui, informez-vous à son valet de chambre s'il n'a pas été depuis quelques jours à la garderobe.

Nous savons tout ce qu'il peut y avoir en apparence de paradoxal dans le système que nous venons de développer très-sommairement ; mais ce n'est pas une raison pour le mépriser tout-à-fait ; les meilleures idées se sont très souvent introduites sous la forme d'ingénieuses plaisanteries ; et d'ailleurs, il ne faut pas croire que ce qui vient d'être dit s'est trouvé tout juste aujourd'hui même au bout de notre plume, et comme pour remplir une page ou deux ; c'est le résultat de nombreuses observations dont nous pourrions citer les sujets si nous le pouvions sans blesser le principe de civilité connu : que l'on doit indulgence aux morts et politesse aux vivans (1).

Quoi qu'il en soit de notre système, que nous ne pourrions développer sans entrer dans des définitions physiologiques qui nous écarteraient beaucoup de notre sujet, il est bien démontré que si la gastrite dispose à la constipation, la constipation à son tour augmente les accidens de la gastrite; aussi avons-nous grand soin de remédier à cet inconvénient par tous les moyens possibles, et cet objet fait partie essentielle des instructions que nous donnons aux malades qui se confient à nos soins; nous y apportons une attention toute particulière.

TRAITEMENT DE LA GASTRITE CHRONIQUE (DIGESTALGIE).

Le traitement que nous avons si long-temps expérimenté, modifié de mille façons différentes, puis enfin adopté comme le seul rationnel, est un com-

---

(1) Les grands seigneurs orientaux, *autrefois*, faisaient, par forme de passe-temps, et pour éprouver le tranchant de leur cimeterre, sauter quelques têtes d'esclaves *après dîner*. Autrefois aussi ils faisaient un usage copieux d'opium, qui, bien que d'une nature et d'une préparation différentes de celui qui nous parvient par le commerce, enivrait leurs sens, et devait tout comme le nôtre porter à la constipation. Charles IX, qui tirait sur les bons Parisiens, allait difficilement à la garderobe. Que n'a-t-il pris quelques laxatifs la veille de la Saint-Barthélemy!

posé de la méthode évacuante et de l'emploi convenablement combiné des calmans le plus en usage
pour combattre l'irritation des membranes séreu-
ses; on sait que l'extrait de belladona, les teintures
et l'eau de laurier-cerise, la thridace, les diverses
préparations d'opium, l'aspergine, etc., sont tour-à-
tour et quelquefois simultanément employés à cet
effet; c'est aussi parmi ces agens, et non ailleurs,
que nous choisissons nos auxiliaires, sans donner
spécialement la préférence à aucun d'eux.

Evacuer les humeurs âcres que la sur-excitation
des organes de la digestion produit sans cesse, et
qui à leur tour réagissent sur la sensibilité ner-
veuse.

Calmer, modifier la sensibilité de l'estomac et des
intestins, au point de leur permettre de supporter
le séjour et le passage des alimens.

Voilà le problème que nous croyons fermement
avoir résolu à l'aide des moyens indiqués plus haut;
il n'y a point là de secret, de formules empiriques;
mais ce que nous ne pouvons dire, parce que cela
est impossible, ce que nous ne pourrions ni expli-
quer ni formuler, ce sont les nombreuses modifica-
tions, soit dans le choix soit dans la combinaison,
soit dans les doses de ces mêmes médicamens. C'est
cette sorte d'inspiration que donnent la confiance
du succès et l'habitude de suivre une maladie; c'est

l'audition du malade; c'est le récit de son état, de ses souffrances, qui nous éclaire et nous guide ; c'est la connaissance de son âge, de son sexe, de sa profession, de ses habitudes, du lieu qu'il habite ; c'est, enfin, l'ensemble de tous les symptômes, de tous les faits qui ont précédé ou suivi l'invasion de la maladie, qui nous inspire dans nos prescriptions, et nous conduit au succès.

RÉGIME DIÉTÉTIQUE.

Le régime de vie est aussi important dans le traitement de la maladie, que le choix et l'administration des médicamens; cette partie intéressante doit être étudiée avec soin par les malades qui sont désireux de guérir et ne veulent point consumer leur temps en folles espérances. Nous ne sommes plus au temps des miracles, et je n'ai aucune prétention à en faire; point de régime, point de guérison; et je ne comprends pas qu'il puisse se trouver un seul homme qui refuse de reconnaître cette vérité (1), Sans doute, il est quelques maladies pour

---

(1) C'est aussi un régime que celui que j'extrais d'une consultation que j'ai sous les yeux et qui a été donnée par un homme qui affecte de parler avec mépris de presque toutes les célébrités médicales; mais c'est un régime bien malheureux, bien absurde et surtout bien dangereux ; on a peine à croire que de pareilles choses puissent s'écrire à Paris, et qu'à l'époque éclairée où nous sommes

lesquelles le régime n'a qu'un effet secondaire; mais lorsqu'il s'agit *de l'estomac*, de l'organe même de la digestion, de cet organe qui doit fonctionner quoique malade, le bon sens et la raison indiquent que l'on ne doit y introduire , comme alimens, que les substances qui, par leur nature ou leur qualité, ne soient pas une difficulté de plus ou une entrave à l'acte la digestion ; que diriez-vous à quelqu'un qui conseillerait à un pauvre ouvrier, déjà malade, d'augmenter sa fatigue ordinaire en doublant ses travaux ?

Non seulement il faut, autant que possible, diminuer le travail de l'estomac en lui donnant des substances faciles à digérer, mais il faut encore que les médicamens appropriés à la maladie ne troublent point eux-mêmes la digestion, et soient administrés avec les alimens afin que, d'une part, leur effet

---

il se trouve des personnes assez crédules pour suivre des conseils aussi dépourvus de sens et de raison; il s'agit bien entendu d'une gastrite. « Régime composé de soupes grasses, de viandes de bœuf » rôties, de bifftek, *à la mode*, de gigot, de cotelettes , *de filet de* » *porc*, de gibier, etc., etc. » Mais le mieux de l'affaire c'est la recommandation des choses *dont il faut s'abstenir*. « Éviter les » viandes de poulet, *de poisson*, de dindon (je ne sais en vérité ce » qu'a fait le *dindon* pour mériter l'exclusion, quand on a recom- » mandé le *porc*), le *laitage*, les salades, *si ce n'est celle de cres-* » *son*. » En vérité on ne peut s'imaginer de pareilles choses, et les personnes qui souffrent de l'estomac et qui liront ceci seront bien émerveillées de voir qu'on leur conseillerait le cresson pour calmer leurs douleurs et cuissons d'estomac.

protége l'organe malade, et que, de l'autre, leur as-
similation ait lieu par une seule et même opération
avec la chimification; car les médicamens agissent
sur nos organes comme toutes les autre substances
ingérées, de la même manière que les substances alimentaires, par contact immédiat et digestion; il ne
faut donc pas, lorsque cela n'est pas impérieuse-
ment nécessaire, donner une double besogne à l'estomac, qui a déjà bien assez à faire de suffire aux
besoins de conservation et de réparation corpo-
relles, c'est à quoi je m'applique avec soin dans mon
traitement. Pour l'instruction de mes malades autant que pour celle de ceux qui essaient de se diriger eux-mêmes, je vais mettre ici, avec détail, le
régime alimentaire que je conseille avec l'usage des
remèdes spéciaux.

Je considère deux degrés dans le régime, comme
j'en considère deux dans la gravité de la maladie :
dans le premier degré, les malades n'éprouvent que
de la difficulté, de la pesanteur, de la gêne; dans
le deuxième, il y a douleur, travail pénible, impossibilité presque absolue de digestion, même des
choses les plus légères, et en apparence les plus
faciles à digérer.

Dans le premier comme dans le second cas, comme dans tout le cours du traitement, je dirai aux
malades : « Étudiez avec soin votre estomac; obser-

»˷vez avec attention l'effet que font sur lui les sub-
» stances dont vous faites usage, et conformez-vous
» à l'expérience, elle vaut mieux que tous les rai-
» sonnemens; rien n'est plus bizarre que tout ce
» que l'on appelle assez singulièrement *les caprices*
» *de l'estomac*, et telle substance que pendant un
» temps votre estomac ne pouvait souffrir devient
» tout-à-coup celle qu'il digère le mieux; de même
» des substances que vous ne pouviez d'abord di-
» gérer deviendront, par l'effet de votre traitement,
» d'une digestion agréable et facile. » Ce principe
posé, passons à l'indication des substances alimentaires propres aux divers degrés de la maladie.

PREMIER DEGRÉ.

Les malades, à ce premier degré, peuvent généralement faire usage d'alimens gras, potages et autres, mais je leur conseille d'avoir grand soin de ne
pas faire faire leurs bouillons trop succulens en grosse
viande; un mélange d'une partie de bœuf, une de
veau et une de volaille, une ou deux laitues, des carottes, des navets, peu de sel, forment le composé
d'un excellent bouillon très-nutritif, à l'aide duquel
on fait des potages, soit au pain, soit au vermicelle,
soit à la semoule, au riz, aux fécules, au sagou, au
tapioka, etc.

Les malades feront usage de pain, toujours un peu

rassis, fait de la plus belle et de la plus pure farine
d e froment; ils auront soin d'humecter convenable-
m ent leurs alimens, et de bien mâcher en mangeant.
L'eau sucrée, avec addition d'une très-légère propor-
tion de vin de Bordeaux, sera une boisson salutaire ;
la bonne bière bien brassée n'est pas nuisible; les
boissons doivent être bues un peu tièdes en hiver.

Les viandes dont ils pourront faire usage seront
celles des jeunes animaux, et, en première ligne,
les viandes blanches, volailles, poissons frais; les
viandes modérément cuites sont de meilleure digestion que les viandes très cuites, cela est surtout
vrai pour les viandes rôties.

Le miel, belle qualité, est un excellent aliment,
il rafraîchit le corps et facilite les évacuations.

Le laitage, quand on le digère bien, est très-bon,
les œufs frais aussi, mais très-frais, et seulement
cuits à la coque ; on peut y ajouter un peu de beurre
frais.

Les végétaux sont les alimens par excellence pour
toute personne affectée de gastrite, à quelque degré qu'elle soit; les meilleurs sont les herbacés frais
dans la saison, les épinards, les salsifis, les cardes,
les concombres, le potiron, les laitues, les pois fins,
les haricots verts, les carottes, les choux-fleurs, les
navets, ces deux derniers moins que des autres ;
mais le légume devant lequel tous les autres doi-

vent céder le pas est sans contredit la pomme de terre. Dieu a favorisé la pomme de terre, et l'a choisie entre toutes les productions végétales pour procurer à l'homme une nourriture saine, agréable et économique; peu de terre lui suffit, presque tous les climats lui conviennent; elle exige bien peu de culture, et cependant les services qu'elle rend à l'humanité sont immenses; il y a à peine un demi-siècle qu'elle était inconnue ou méprisée; l'illustre Parmentier fut son avocat, le roi Louis XVI son protecteur, et, dès son début, sa fortune fut assurée dans nos climats. Aujourd'hui, ce tubercule, qui naguère encore, et dans beaucoup de localités, était réservé à la nourriture de quelques animaux, se trouve honorablement placé sur la table du riche, et vient porter l'abondance dans la demeure du pauvre.

Il n'est pas de légume qui puisse être mangé de plus de façons différentes, et à moins de frais, que la pomme de terre : au lait, au beurre, à l'eau, cuite sous la cendre, la pomme de terre est également agréable et également digeste. Quelques fruits ne sont pas nuisibles, ce sont principalement ceux qui ne sont pas acides, tels que la bonne poire fondante, l'abricot, la pêche, la fraise, les figues, la pomme de rainette, mais cuite, le melon en petite quantité; le chocolat fin, bonne qualité, sans aromates, et préparé à l'eau, n'est pas malfaisant.

La cuisine la plus simple est toujours la meilleure pour les personnes qui ont l'estomac délicat, et l'on peut dire qu'un bon cuisinier est bien souvent une richesse perfide; la meilleure manière d'accommoder les alimens et particulièrement les légumes et le poisson est de les faire préparer tout simplement avec un peu de beurre bien frais que l'on fera bouillir le moins qu'il sera possible.

J'ai vu des malades, et surtout des dames qui, ne pouvant obtenir, ou craignant de ne pas obtenir de leurs domestiques toute la simplicité nécessaire dans la préparation de leur nourriture, prenaient le parti de faire leur cuisine, et ceux-là étaient bien sûrs de n'être pas trompés. Ma femme conserve encore le petit fourneau à esprit-de-vin sur lequel, pendant plusieurs années, elle faisait cuire et préparait elle-même tous ses alimens. Il est de fait que la cuisine d'une personne affectée de gastrite n'est pas propre à faire briller le talent d'un cordon bleu, et il m'est arrivé plus d'une fois d'obtenir l'aveu de quelques-uns de ces artistes émérites, qu'ils préféraient quitter leur place que de consentir à laisser manger à leurs maîtres, ou à leurs maîtresses, *de la ripopée de ma façon.*

Les choses dont les personnes affectées de gastrite doivent s'abstenir absolument sont : les liqueurs

alkooliques, le vin pur, le thé, le café noir, les acides, les choux, l'oseille, les artichauts, les grenailles
sèches et surtout les haricots, le lard, les viandes fu-
mées, truffées, épicées, les ragoûts, les sauces d'un
goût élevé, les substances conservées dans le sucre ou dans le sel, les eaux conservées dans des con-
duits ou réservoirs de plomb, le fromage fermenté,
les pâtisseries lourdes, les confiseries.

DEUXIÈME DEGRÉ.

J'ai fait l'énumération de tout ce que peut
manger une personne affectée de gastrite à un degré léger; mais dans cette nomenclature il y a
beaucoup de choses qui conviendraient également
à celles qui sont malades à un degré plus intense,
les végétaux, par exemple, le lait, les œufs frais, etc.;
mais il peut arriver que la susceptibilité de l'estomac soit telle, que la digestion de quoi que ce soit
fût très-pénible et très-laborieuse; c'est alors qu'il
faut temporiser, c'est ici le cas de recommander
l'usage du lait presque exclusivement.

Si la chaleur de l'estomac est trop vive, si les
sucs acides sont en excès, le lait introduit dans
les voies digestives s'y décompose promptement et
produit, au lieu d'une digestion homogène, du coa-
gulum ou caillé et du serum ou petit lait avec excès

d'acide ; le malade est promptement averti de ce phénomène par les renvois acides qu'il éprouve et le sentiment d'âcreté qu'il ressent dans l'estomac.

Si le lait digère bien, il peut à lui seul fournir en grande partie l'alimentation d'un malade ; on peut ensuite le rendre plus nourrissant en y ajoutant un peu de fécule, de semoule, de vermicelle, de sagou, de tapioka, de pain même ou de légers échaudés émiettés dans le lait : il faut alors réitérer la dose alimentaire aussi souvent comme le besoin s'en fait sentir.

A défaut du lait, ou conjointement avec lui, on peut nourrir le malade avec des potages faits avec les substances que je viens d'énumérer, préparées au beurre ; une excellente chose est une soupe ou panade bien mitonnée, faite avec des biscottes de Bruxelles, ou de pain Grésy, ou simplement de la croûte de bon pain, de l'eau, du bon beurre frais bien fin, et un peu de sucre ou de miel ; ce potage est un véritable cataplasme qui, introduit dans l'estomac, le nourrit et calme ses douleurs.

J'ai fait nourrir une dame, qui était arrivée au degré le plus éminent de gastrite grave, avec des purées demi-liquides de légumes faites sans sel et sans beurre, et dans lesquelles la pomme de terre entrait pour beaucoup ; peu à peu on y mit un peu de beurre, puis du sucre ; puis, on y

méla un peu de chair de poisson ; bientôt elle man-
gea de l'échaudé, puis du pain ; et enfin, aidée de
l'action des médicamens spéciaux, cette dame (1),
qui était réduite à un tel état de faiblesse qu'elle
éprouvait presque chaque jour plusieurs syncopes
dont une pouvait à chaque instant devenir mortelle,
qui ne se soutenait qu'à l'aide de quelques cuillerées
d'eau gommée mêlée à très-peu de lait, cette dame,
dis-je, est revenue à la vie comme une lampe à laquelle on fournirait une huile vivifiante, et, depuis
plus de quatre ans que sa guérison a eu lieu, elle n'a
eu aucune rechûte et a mis au monde deux enfans
dont je l'ai accouchée.

Les purées, les soupes aux légumes, les potages
au lait ou au beurre, le bouillon de grenouilles et
leur chair, la chair de poisson frais, particulièrement le merlan sans pain, ou avec de l'échaudé, ou
avec un peu de pain de gruau, suivant l'état de
l'estomac, la marmelade de chair de potiron faite
avec du beurre et du sucre ; le plat d'entremets, dit
œufs au lait, sans aromates ; le miel dans la boisson,
l'eau gommée et sucrée, tiède en hiver ; tel est le

---

(1) Madame Destrem, rue du Bac. La guérison de cette dame
étonna bien toute sa famille qui la croyait sans ressource et fit
bien grand plaisir à madame Brenot, sa sœur, passage Pecquet,
dans la rue des Blancs-Manteaux, à la prière de laquelle j'avais
consenti à me charger de la malade.

cercle alimentaire dont il ne faut pas s'écarter pour le régime des malades affectés de gastrite ou de digestalgie grave. Souvent un malade, avant d'être entièrement guéri, éprouve plus d'une vicissitude, et passe du premier au deuxième degré comme du deuxième il revient au premier; le régime, alors, doit également suivre, dans ses limites, celles qui caractérisent les phases de la maladie : je le répète, point de régime, point de guérison!

Je ne terminerai pas ce chapitre sans faire une recommandation bien utile aux malades, c'est d'avoir soin de varier, autant qu'il sera possible sans sortir du cercle tracé, soit par la préparation, soit par le choix, les substances alimentaires. Rien ne rebute plus les malades comme de manger toujours la même chose, et, sous ce rapport, les personnes affectées de gastrite sont doublement malheureuses; mais on peut varier l'alimentation en donnant chaque jour quelque mets différent, soit par sa forme, soit par son espèce, soit par son assaisonnement.

Nota. Un de mes malades, M. le baron de G..... m'écrit de Toulon, qu'ayant entendu parler différentes fois des bons effets d'une nouvelle substance alimentaire nommée *Kaïfa d'Orient*, il a eu l'idée de s'en servir, particulièrement pour ses déjeûners, et qu'il s'en est bien trouvé; je n'en suis pas surpris; cette substance, dont les principes constituans ont

été analysés par plusieurs sociétés savantes et re-
connus comme très-analeptiques, est une véritable
bonne fortune pour les malades dont le régime est
déjà si borné, et je ne fais aucun doute que le
kaïfa ne soit d'un bon usage pour toutes les personnes convalescentes ou dont l'estomac a besoin
de nourriture douce et cependant fortifiante.

HYGIÈNE. (ART DE CONSERVER LA SANTÉ.)

L'hygiène fait essentiellement partie du traitement des maladies et particulièrement de la digestalgie; celle que j'indique dans mon traitement
consiste à tenir le corps dans un grand état de pro-
preté, à l'aide de bains fréquemment répétés, chauds
ou froids, simples ou composés suivant les circonstances de la maladie et la saison ; à favoriser la cir-
culation du sang, hâter le mouvement des fluides et
exciter la vitalité musculaire, au moyen de la marche,
de l'exercice de corps et des frictions cutanées ; à
recommander aux malades de ne pas mettre de
trop longs intervalles entre leurs repas, et surtout à
avoir le plus grand soin de combattre, par tous les
moyens possibles, l'espèce d'engourdissement et
de disposition au sommeil qui les obsède souvent
après avoir mangé; à cet effet, de ne jamais se livrer à un travail contentif après les repas; de ne

point lire ou écrire, mais de se promener, de s'agiter par un exercice quelconque pendant une heure si cela est possible, mais au moins pendant une demi-heure; de ne point se coucher aussitôt après avoir mangé, à moins qu'il n'y ait un grand état de faiblesse; de changer souvent de linge et de vêtemens, de se promener au grand air et surtout au soleil : le soleil est le père de la vie; de ne point habiter des lieux bas et humides, et surtout pour rien au monde un logement exposé au nord; il vaudrait mille fois mieux bivouaquer en plein champ, abrité par une simple natte de paille, que de coucher dans un local exposé aux vents du nord.

CONCLUSUM.

Nous voici arrivés à la fin de cet opuscule, et prêt à poser la plume, nous regardons avec confiance derrière nous; nous avons fait de notre mieux pour faire comprendre à quels signes on reconnaîtra l'invasion de la maladie à la guérison de laquelle nous nous sommes en grande partie consacré. Si nous n'avons pu, dans un aussi petit nombre de pages, dire tout ce que nous aurions eu à dire sur cet important sujet, et si nous n'avons pu, par les raisons que nous avons données plus haut, publier nos formules ordinaires et faire que ce petit livre soit l'unique guide des malades, nous espérons du moins que les définitions claires et précises que nous avons données sur la nature et sur les causes de la gastrite seront d'un grand secours pour diriger ceux qui en sont atteints ; nous avons surtout es-sayé de bien faire comprendre l'importance du ré-gime et de la manière de vivre; le reste ne peut se trouver qu'auprès de nous, nous l'avouerons vo-lontiers, ou auprès des médecins qui ont envisagé ces sortes d'affections sous le même point de vue. Si nous proclamons cette prétention qui peut pa-raître orgueilleuse, c'est que le choix de nos moyens curatifs est basé sur une expérience acquise avec labeur, et suivie avec persévérance pendant quinze ans; c'est au partage de cette expérience que nous appelons ceux qui souffrent, ceux à qui nous disons avec confiance : PLUS DE GASTRITE.

RAPPORT

FAIT

A LA SOCIÉTÉ DES SCIENCES PHYSIQUES ET CHIMIQUES

DE FRANCE,

Sur un travail du docteur Besuchet,

RELATIF AUX MALADIES
DES VOIES DIGESTIVES ET AU TRAITEMENT QU'IL APPLIQUE AUX
DIVERSES ALTÉRATIONS DES ORGANES DE LA DIGESTION,

AU NOM D'UNE COMMISSION COMPOSÉE DE

MM. BARBET, chevalier de la Légion-d'Honneur, ex-pharmacien-major de l'armée;

CROMMARIAS, docteur en médecine, chevalier de la Légion-d'Honneur;

GÉRARD, chevalier de la Légion-d'Honneur, ex-pharmacien principal, etc.;

JULIA DE FONTENELLE, professeur de chimie médicale, membre de la Commission sanitaire, etc.;

MORAND, docteur en médecine, chevalier de la Légion-d'Honneur;

TASSY, docteur-médecin, membre de plusieurs sociétés savantes;

TOLLARD, docteur en médecine, professeur de botanique, chevalier de la Légion-d'Honneur, etc.

C'est une chose digne de remarque, et surtout bien propre à fixer l'attention de l'observateur, que de voir qu'à mesure que le cercle des connaissances s'agrandit, on sent davantage le besoin de se livrer plus spécialement à celle vers laquelle nous entraînent nos études, nos goûts et nos penchans. La médecine, cette fille de l'observation, cette science qui se rattache à presque toutes les autres et les fait concourir à ses progrès, devient elle-même un champ si vaste que l'intelligence humaine a peine à suffire à l'étude de ses diverses ramifications : c'est un fardeau trop lourd, même pour l'esprit le plus élevé. Jadis, il est vrai, les trois branches de l'art de guérir étaient exercées par le même homme; mais depuis leurs immenses progrès, trois divisions sont devenues indispensables, et la médecine, considérée dans son ensemble, a vu naître d'heureuses spécialités qui ont attiré à leurs auteurs une juste célébrité. Nous devons ajouter que la série des maladies qui nous affligent est si étendue, elles offrent de si nombreuses variétés, qu'il y aurait de la témérité à prétendre les connaître également toutes , et les traiter avec un égal succès. Les meilleurs praticiens nos jours en sont si convaincus , que certains cultivent aujourd'hui avec une sorte de prédilection la partie de l'art de guérir vers laquelle ils se sentent entraînés. Ainsi, tel acquiert une juste et brillante réputation par son coup d'œil sûr dans les maladies des enfans; tel autre dans les affections nerveuses, comme Esquirol, Ferrus, Tassy, etc.; tel fait faire des progrès immenses à l'admirable découverte de la lithotritie, illustrée par les Civiale, les Leroy d'Étiolles, les Heurteloup; tel autre, avec Delpech, Guérin, etc., combat les difformités du corps humain; un autre borne son ambition à étudier et guérir les maladies de l'organe de la vue; celui-ci à combattre celles de la voix. et de l'oreille; celui-là s'applique avec succès, avec Lisfranc, Devergie, Tanchou, etc., à la guérison des maladies des voies urinaires et des organes de la génération, etc., etc.; tous enfin, même ceux qui n'en affectent point la prétention, et qui éprouvent cependant une aptitude particulière pour telle. ou telle partie de l'art de guérir, s'y livrent avec une sorte de prédilection et obtiennent des succès qui tournent au profit de la science et de l'humanité. A mesure donc que la médecine, et ici nous comprenons la chirurgie, car, suivant Bichat, la médecine pour le chirurgien, comme la chirurgie pour le médecin, sont la première des sciences accessoires; à mesure, disons-nous, que la médecine se dégage des vaines théories qui en retardaient le progrès, et que les oiseuses discussions scolastiques font place à l'étude et à l'appréciation des faits, la science médicale prend rang parmi les sciences positives, et s'épure en se simplifiant. L'impulsion est donnée, il faut le reconnaître, et les praticiens les plus distingués abandonnent aujourd'hui les discussions interminables sur la nature, le classement et la philosophie des maladies, pour s'appliquer à trouver le meilleur moyen de les combattre.

Honneur donc à celui qui, par une étude consciencieuse, des travaux assidus et une expérimentation éclairée, sait trouver de nouvelles combinaisons médicamenteuses ou remettre en pratique celles que le caprice, le préjugé, la mode même, qui s'introduit partout, avaient fait rejeter avec aussi peu de raison qu'on en avait eu d'abord à les vanter outre mesure.

Ces réflexions nous amènent naturellement à l'ouvrage de M. Besuchet; car lui aussi a embrassé une spécialité importante, en dirigeant ses études sur les maladies des organes de la digestion, maladies devenues maintenant si fréquentes. Voici comment ce médecin s'exprime dans le court avertissement qui précède son mémoire : « Des données conçues » par suite de nombreuses observations faites en » France et dans mes voyages pendant que j'étais » attaché, sous l'empereur, au service des armées, » m'ont peu à peu mis sur la voie d'un mode de » traitement particulier que j'ai perfectionné par » l'expérience; c'est celui que j'offre aujourd'hui, » celui dont le succès a dépassé mes espérances, » celui à qui je dois la santé de ma femme, la

» mienne et celle d'un grand nombre de malades
» qui se sont confiés à mes soins. »

C'est dans les hôpitaux que le docteur Besuchet a longuement médité le traitement de cette maladie, et les hôpitaux, comme le dit fort éloquemment Corvisart, sont un livre fidèle et terrible où se trouve tracée en caractères de sang la série affligeante des maux qui désolent l'humanité; c'est au milieu des mourans qu'on va y chercher la médecine vivifiante; c'est au sein même de la mort qu'on apprend le secret de lui dérober quelques victimes.

M. Besuchet considère les affections du tube digestif sous deux aspects différens : l'un aigu ou inflammatoire, qui doit être traité par les moyens propres à combattre les phlegmasies des tissus divers du corps humain; l'autre *chronique*. Cette expression, toutefois, n'en désigne pas, suivant lui, suffisamment la nature, puisque la chronicité ne succède pas toujours à l'état aigu, et qu'elle le précède même quelquefois. C'est un état particulier de l'estomac et des intestins, une sorte de névrose qui n'a aucun rapport avec les phlegmasies chroniques des viscères et qu'on a souvent pris pour elle; aussi les émissions sanguines, de quelque nature qu'elles soient, sont presque toujours nuisibles. C'est ce groupe de symptômes que l'on a tour à tour nommé *gastrite, gastralgie, fièvre ardente, épiale,* cardialgie, etc., etc., et que notre auteur, dans la vue d'exprimer par un mot unique qui peigne le trouble que produit la maladie, propose de nommer *digestalgie*, dénomination heureuse qui, si elle ne désigne pas précisément le siége de la maladie, représente très bien, du moins à la pensée, son action sur les organes; car ce n'est pas seulement l'estomac qui est malade, lorsque les facultés digestives sont altérées, mais bien l'ensemble de l'appareil digestif.

Partant de ce principe que la *gastrite* ou la *digestalgie* n'est point une phlegmasie, mais bien une viciation de la vitalité de l'organe, une excitation anormale de la sensibilité des tissus, le docteur Besuchet lui a appliqué le système de déplacement et de dérivation sur lequel repose en si grande partie la puissance de la thérapeutique médicale. Un exutoire ouvert à propos, suivant l'indication d'âge et de sexe autant que de l'idiosyncrasie du sujet et des antécédens de la maladie, lui sert souvent de puissant auxiliaire; d'autres fois il se borne aux rubéfactions légères, aux pustules qu'il fait naître à volonté à l'aide des frictions médicamenteuses particulières, variées suivant les effets qu'il désire obtenir. Presque toujours une amélioration signale le début du traitement; mais il ne suffirait pas de modifier par un heureux déplacement l'état maladif

d'un organe, si l'on ne donnait à l'organe lui-même
le remède approprié à son état. C'est ici que com-
mencent la véritable médication et les heureux résultats obtenus par le docteur Besuchet. En traitant
par des procédés particuliers les diverses substances médicamenteuses qui donnent des produits dont
les effets sont semblables à ceux de l'opium, M. Besuchet a obtenu un agent sédatif qui a tous les
avantages de ce remède héroïque sans avoir aucuns
de ses inconvéniens. Il prescrit le plus communément deux sortes de médicamens qui sont eux-
mêmes combinés en diverses proportions suivant
le cas ou l'intensité de la maladie. D'abord c'est un
sirop fait avec la partie soluble et extractive de diverses substances pectorales unies aux sédatifs, entre autres à l'extrait de pavot indigène choisi avec
soin et obtenu par les procédés le plus en harmo-
nie avec les découvertes modernes. Ce sirop produit d'excellens effets contre toutes les irritations de
l'estomac, les oppressions et les toux opiniâtres. Le
second médicament qu'il emploie avec succès est
sous forme pilulaire; sa formule, comme celle du sirop, ont été annexées au présent rapport. Ces pilules
exercent une action sédative sur le tube digestif
qui favorise singulièrement celle de la digestion.

Ainsi la théorie que M. Besuchet a adoptée pour
son traitement des maladies des organes digestifs

consiste dans le déplacement par dérivation de l'irritation morbide dont ils sont le siége, la *modification* de la sensibilité des membranes muqueuses et l'action *sédative* favorisant le phénomène de la digestion. Cette théorie nous paraît avoir le mérite des plus saines doctrines médicales; elle a aussi l'avantage de ne point soustraire le malade à l'exigence de ses occupations ordinaires, avantage immense pour celui qui sait calculer l'*emploi du temps*.

Après avoir rapidement indiqué les moyens thérapeutiques mis en usage par le docteur Besuchet, il nous reste à nous entretenir du régime qu'il prescrit à ses malades, et de quelques autres moyens hygiéniques auxiliaires. Ici notre tâche devient plus difficile; car son opinion, sur ce point, diffère de celle de plusieurs auteurs, ou bien de celle qui est généralement admise, savoir, que la diète doit être presque absolue chez les malades affectés de gastrite. Les praticiens sont assez communément d'accord qu'il faut diminuer la quantité des alimens en raison de l'intensité des douleurs de l'estomac; il n'est pas rare même de voir des malades réduits, pour toute nourriture, à l'*eau de gomme* fortifiée par un peu de lait. M. Besuchet pense, au contraire, que les malades doivent manger; car, dit-il, « si » l'estomac n'a rien à digérer, il exerce sur lui-même

» l'action qu'il devrait exercer sur les substances nu-
» tritives. » On voit que l'auteur est d'avis que l'estomac, à l'état de vacuité, est soumis à la réaction
des sucs gastriques , dont quelques auteurs ont nié
mal à propos l'existence. « Il ne faut pas croire,
» ajoute-t-il, ainsi que beaucoup de médecins le
» pensent aujourd'hui, que les malades affectés de
» gastrite ne doivent point manger; il faut qu'ils
» mangent, car la diète rigoureuse leur est aussi
» préjudiciable que le serait un régime peu reglé;
» mais il faut savoir choisir l'alimentation qui leur
» convient, puis donner à l'estomac la faculté d'éla-
» borer les alimens et d'en opérer la digestion. »
A l'appui de son opinion, il énumère les succès qu'il
a obtenus sur un grand nombre de malades. Nous
l'engageons néanmoins à tenir compte des différences qu'il pourra remarquer dans la manière d'être
de beaucoup de maladies; il est trop consciencieux
pour ne pas tenir note de tout ce qui peut éclairer
une question si importante, alors même que ses
nouvelles observations tendraient à modifier sa
médication. M. Besuchet, en se donnant à cette spécialité des voies digestives, en a contracté une
telle habitude qu'il lui est facile d'en reconnaître
les différentes nuances d'intensité, ce qui lui fait
varier ses moyens curatifs d'après les symptômes
qui s'offrent à son observation. Avec une pratique

aussi éclairée, les erreurs ne sont guère à craindre, et peuvent être promptement réparées.

Les malades affectés de gastrite éprouvent une constipation opiniâtre que ne peut vaincre souvent l'emploi des lavemens réitérés. Cet état influe d'une manière bien fâcheuse sur la digestion. Aussi l'auteur a porté particulièrement son attention sur cette partie si importante de nos fonctions. Il faut lire dans son travail les détails curieux qu'il en donne, mais ce que nous devons dire ici, c'est qu'il est parvenu à composer une conserve végétale, à laquelle il a donné le nom de *marmelade de santé*, d'un goût nullement désagréable, qui, à très petite dose, produit des selles douces et faciles, sans assujétir les malades, même les très jeunes enfans, aux précautions particulières qu'exigent les autres purgatifs.

Telles sont, messieurs, les diverses parties du traitement de M. Besuchet, que nous avons dû examiner; tel est aussi le résumé de la théorie qu'il a franchement soumise à notre investigation. Ici point de *panacée* ni de *spécifique* annoncé comme moyen curatif infaillible; c'est une médication toute rationnelle; c'est une théorie appuyée sur des faits, éclairée par l'expérience, et présentée avec ce doute *philosophique* que donne le vrai savoir. Nous pensons que dans l'intérêt de la science nous devons engager M. Besuchet à poursuivre le cours de ses utiles travaux. En conséquence, votre commission vous propose de le remercier de cette communication et de l'inviter à vouloir bien présenter à la Société les nouvelles observations qu'il pourra recueillir, sous forme de statistique, en tenant compte des degrés des maladies, du sexe, de l'âge, et des occupations habituelles des malades.

La Société adopte les conclusions de la commission, et arrête qu'une copie du présent rapport sera adressée à M. Besuchet et que son insertion aura lieu dans un des prochains numéros de son journal.

Pour copie conforme,

Le secrétaire perpétuel,

Julia de Fontenelle.

(Extrait du *Journal des Sciences physiques*, etc., N° d'octobre 1858.)

*Liste de quelques-uns des malades dont les observations ont été soumises à **MM**. les Commissaires, et dont la guérison est due au traitement spécial.*

Mme Destrem, rue du Bac, n° 13, à Paris. Observation des plus curieuses et des plus intéressantes. Cette dame était réduite à un tel état de faiblesse qu'on ne pouvait la transporter sans danger d'un lit à un autre, et qu'elle pouvait à grand'peine digérer quelques cuillerées d'eau de gomme mêlée à un peu de lait. Cette dame a été traitée et consultée par plusieurs célébrités médicales.

M. le chevalier Decombejean, chirurgien-major du 10ᵉ dragons.

Mme Lavezzari, rue du Faub.-Saint-Denis, n° 24, à Paris. Traités sans succès par plusieurs médecins distingués.

Mme Husquin (son mari attaché à l'administration du cimetière de l'Est, idem).

M. Poulle, ingénieur en chef des ponts-et-chaussés, à Arles.

M. Pruvost de Saulty, à Montdoubleau (Loir-et-Cher).

M. Courtin, ancien préfet, à Garches.

Mme de Bussy, propriétaire, rue St-Louis, n° 12, à Paris.

M. de Bussy jeune, à Saint-Maur.

Mme d'Ervillé, propriétaire, à Beaumont.

M. Berthin, propriétaire, à Saint-Germain.

M. Chabert Vincent, à Saint-Marcellin (Isère).

M. Vuillaume, curé de Noiroute (Doubs), etc., etc.

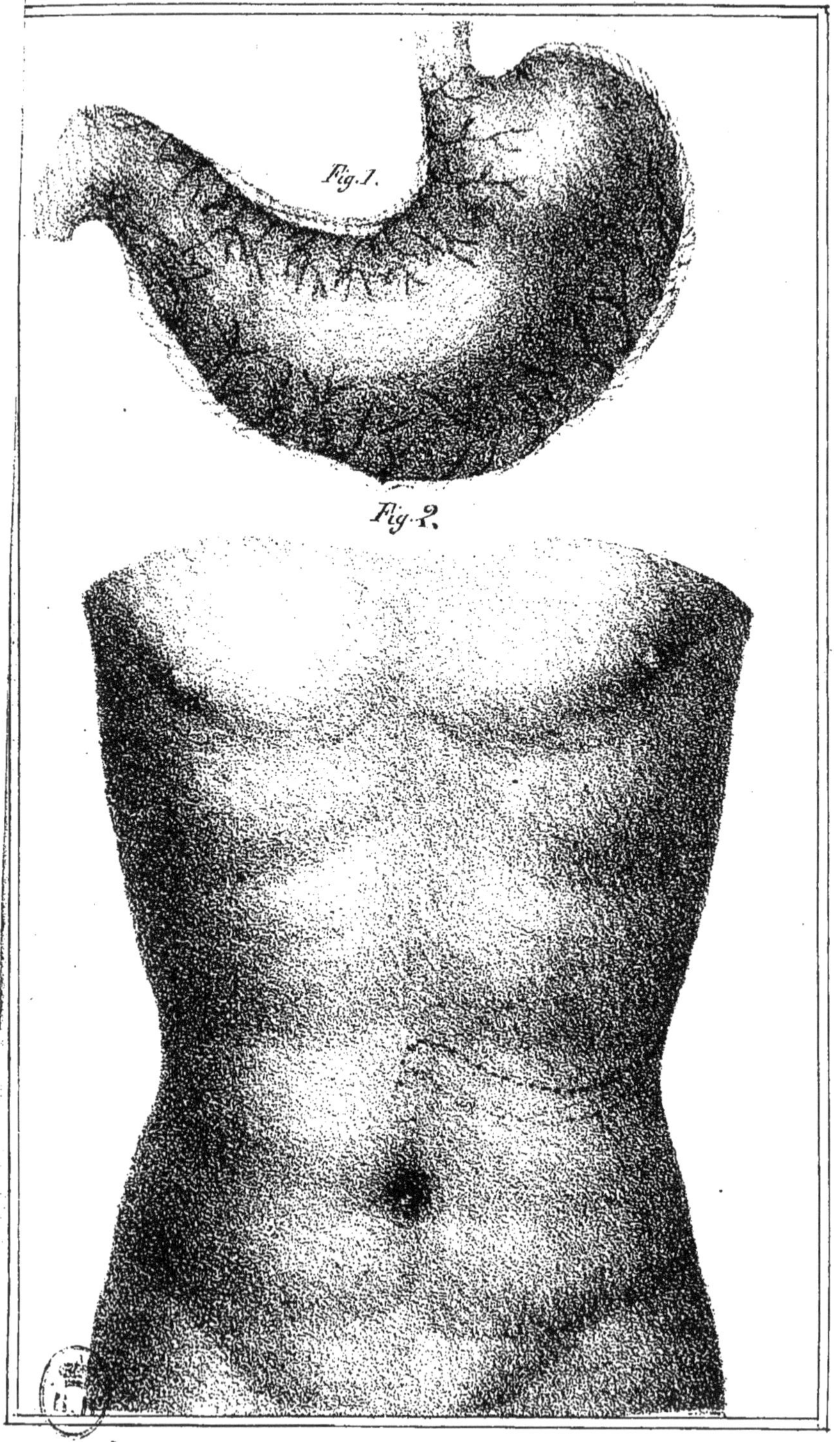

Fig. 1. Configuration de l'estomac humain, d'après la position qu'il occupe.

Fig. 2. Corps d'un adulte: les points marqués indiquent la place occupée par la grande courbure de l'estomac.

INDICATIONS NÉCESSAIRES POUR LES DEMANDES DE CONSULTATIONS ÉCRITES.

1° L'âge du malade ;

2° Le sexe ;

3° Si c'est une femme, a-t-elle eu des enfans, et combien ; vivent-ils ; ou s'ils sont morts jeunes, de quelle maladie ?

4° La coloration habituelle de la peau, surtout au visage, ainsi que celle des cheveux ;

5° La profession ou les occupations habituelles ;

6° Les habitudes de vie, les alimens, nombre de repas et à quelle distance l'un de l'autre ;

7° L'exposition de l'habitation ; sa salubrité ;

8° Enfin, le détail exact et circonstancié des souffrances habituelles et de tout ce qui peut fournir un renseignement utile : les plus légers en apparence ne doivent pas être négligés.